AF233650

D'UN

NOUVEAU CÉPHALOTRIBE

DIT

CÉPHALOTRIBE FENÊTRÉ

PAR

M. BAILLY

PROFESSEUR AGRÉGÉ

PARIS

TYPOGRAPHIE GEORGES CHAMEROT

RUE DES SAINTS-PÈRES, 19.

1874

NOUVEAU CÉPHALOTRIBE

CÉPHALOTRIBE FENÊTRÉ

Ce céphalotribe, dont on voit la figure ci-dessous, et que
M. le professeur Depaul a bien voulu présenter, en mon nom,
à l'Académie de médecine, séance du 4 février 1873, a été
construit au mois de mai 1872, sur mes indications, par M. Collin, fabricant d'instruments de chirurgie, à Paris. En le créant

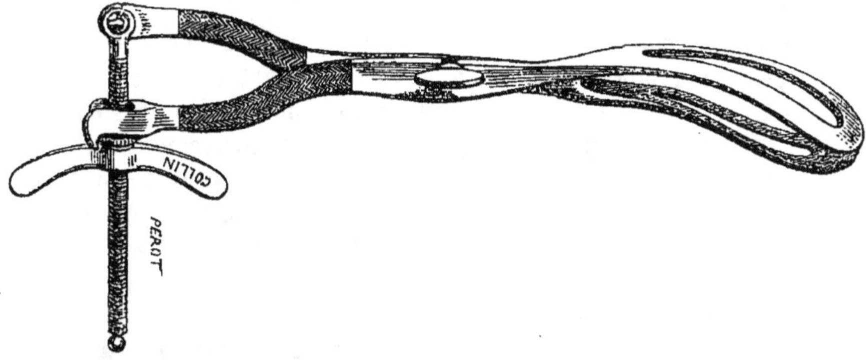

j'ai eu pour but d'obtenir un instrument qui, tout en restant
assez puissant pour broyer la tête d'un fœtus à terme, pût la
saisir dans une plus grande étendue et surtout avec plus de
sûreté que ne le fait le céphalotribe ordinaire, dont les mors,
étroits et presque droits suivant les faces, saisissent mal et

glissent trop souvent sur les côtés du crâne. Cette idée s'est offerte sans doute plus d'une fois à l'esprit de praticiens frappés comme moi des inconvénients du céphalotribe ordinaire ; cependant, quelque simple qu'elle paraisse, il ne semble pas qu'elle ait été jusqu'ici, du moins en France, réalisée d'une manière satisfaisante, puisqu'on ne trouve aucun modèle courant d'un instrument de ce genre chez nos fabricants d'instruments de chirurgie. Celui que je propose aujourd'hui tient à la fois, par sa construction, du céphalotribe et du forceps. Il a la force du premier, les cuillers courbes suivant les faces et fenêtrées du second. Son appareil de compression est la vis à écrou mobile du céphalotribe de Blot. La longueur des mors, mesurée de l'articulation à l'extrémité de l'instrument, est de 0^m24, leur plus grande largeur de 0^m048. Quand l'instrument est articulé et fermé, son épaisseur la plus grande, prise d'une face externe à l'autre des cuillers, ne dépasse pas 0^m056, et l'espace elliptique que circonscrivent celles-ci entre leurs faces internes offre un diamètre transversal de 0^m047. En conséquence ce céphalotribe pourra convenir dans les rétrécissements du bassin qui oscillent entre 0^m065 et 0^m095, et forment la classe de beaucoup la plus nombreuse des rétrécissements pelviens.

Bien qu'au-dessous de 0^m065 on ne puisse guère espérer terminer l'opération avec ce nouveau céphalotribe, il pourra cependant être encore utilement employé, dans les bassins de cette catégorie, pour pratiquer un premier broyement qui facilitera singulièrement ensuite l'application du céphalotribe ordinaire. Ce dernier, si l'avenir justifie mes prévisions, devra être réservé dorénavant pour les rétrécissements excessifs du bassin.

Je donne ci-dessous la relation des cinq premières céphalotripsies, par ordre de date, pratiquées avec mon instrument ; trois autres ont eu lieu depuis, ce qui porte à huit le nombre total de mes opérations. Toutes ont eu un plein succès. Ces huit faits suffisent, je crois, pour juger définitivement mon céphalotribe, et permettent dès aujourd'hui d'affirmer que, suffisant sous le rapport de la puissance, il se montre au point de la facilité à saisir la tête et de la solidité de la prise, très-supérieur au céphalotribe ordinaire, et par conséquent réalise pleinement l'idée qui l'a inspiré, à savoir de rendre la céphalotripsie aussi facile et presque aussi simple que l'application du forceps.

OBS. I. — Mme F..., vingt-neuf ans, mesure seulement 1^m40 de hauteur. Cette brièveté de la taille ne peut être attribuée qu'à un arrêt simple de développement, car elle a marché tôt, et l'on ne découvre chez elle aucune déformation rachitique des os.

Première couche à terme, sans opération, il y a quatre ans. L'accouchement dure quatre jours et se termine par la naissance d'une fille mort-née, tuée par la longueur du travail. En 1872, deuxième grossesse, aujourd'hui à terme.

Premières douleurs ressenties le 21 janvier 1873, dans la matinée; rupture spontanée des membranes ce même jour, à onze heures du soir. Contractions soutenues pendant la journée du 22 janvier, impuissantes toutefois à engager la tête fœtale dans le détroit abdominal, qui mesure 0^m 09 au plus d'avant en arrière. Après avoir essayé en vain d'extraire l'enfant au moyen du forceps, MM. les docteurs Cotard et Thierry, appelés dans la soirée, se décident à pratiquer la céphalotripsie. Un céphalotribe ordinaire est aisément appliqué par M. Thierry, chef de clinique auxiliaire d'accouchements à la Faculté ; mais, malgré la précaution de fixer avec la main la tête sur le détroit, celle-ci glisse et échappe dès qu'on rapproche les mors de l'instrument. Trois applications successives ont le même insuccès.

MM. Cotard et Thierry m'ayant fait prier, vers neuf heures du soir, de me joindre à eux, je saisis cette occasion de faire l'essai du céphalotribe fenêtré. Après avoir perforé largement le crâne et l'avoir vidé autant que possible, mon instrument est appliqué. Je pus de suite me convaincre que ce premier temps de l'opération est, en raison de la forme des cuillers, plus facile qu'avec le céphalotribe ordinaire et diffère peu de l'application du forceps. La tête fut du premier coup saisie et écrasée dans toute sa longueur, et quand je l'eus amenée au dehors, une cuiller du céphalotribe couvrait la joue droite jusqu'à la commissure labiale, tandis que l'autre cuiller, placée derrière l'oreille gauche, s'était avancée jusqu'à la partie supérieure du cou. L'écrasement était parfait, la tête tenue avec la plus grande solidité, et ce premier résultat complétement satisfaisant.

L'enfant (garçon), très-volumineux, n'a pu être pesé, faute de ba-

*

lances; j'évalue son poids à près de quatre kilogrammes, cerveau non compris. Délivrance naturelle. Suites de couches heureuses.

OBS. II. — B..., femme R..., quarante et un an, petite, constitution médiocre. Déformation rachitique du squelette des membres inférieurs. L'empreinte de cette maladie n'est pas moins évidente dans les avant-bras, sur le crâne et sur le bassin. Longueur du diamètre sacro-pubien : 0^{m}085 (après déduction).

Trois accouchements prématurés spontanés, aux termes de cinq, sept et huit mois. Trois couches à terme : l'une en présentation du siége, les deux autres par le crâne, après un travail prolongé et une application de forceps. Les trois enfants, compromis par les difficultés de l'accouchement, n'ont pas vécu au-delà de quelques minutes. Arrivée cette fois au terme de sa septième grossesse, la femme R... commence à souffrir le 1er septembre 1873, à deux heures du matin. Les contractions utérines se succèdent avec force jusqu'au 2 septembre, à trois heures du soir, date de l'arrivée à la salle d'accouchements. A ce moment, le col est complétement dilaté ; le crâne, à peine engagé dans le détroit supérieur, est recouvert d'un vaste œdème qui masque la position ; les pulsations cardiaques sont nulles et les liquides vaginaux exhalent cette fétidité particulière qui dénote un commencement de putréfaction du fœtus. L'état général est d'ailleurs satisfaisant.

La perforation du crâne est opérée avec le crâniotome de Blot, et la moitié au moins de la masse encéphalique est évacuée avant l'application du céphalotribe fenêtré, que j'emploie pour la seconde fois.

Les cuillers de cet instrument saisissent du premier coup la tête et l'écrasent. J'en opère ensuite l'extraction sans difficulté et constate, à ce moment, avec tous les assistants, que le crâne est saisi régulièrement par ses côtés, chaque cuiller couvrant une oreille et répondant, par son extrémité, à la partie antérieure du cou, qui se trouve elle-même saisie. Sans retirer l'instrument, je mesure, avec M. le docteur de Soyre, chef de clinique, le diamètre de la tête, du milieu d'une fenêtre à l'autre ; il est de 0^{m}056, juste l'épaisseur totale du céphalotribe quand les branches sont rapprochées.

L'enfant (fille), d'un développement ordinaire, pèse 2,700 grammes, non compris le poids du cerveau, presque complétement extrait du crâne. Au point de vue de la facilité des manœuvres, de la sûreté de l'écrasement, de la solidité de la prise du crâne, cette opération n'a rien laissé à désirer ; telle fut, je crois, l'impression des personnes présentes.

Après dix jours écoulés sans accident aucun, la femme R... quitte la Clinique sur sa demande.

Obs. III. — Mme X..., âgée de trente ans, a été maladive dans sa première enfance et n'a marché qu'à cinq ans.

En janvier 1871, elle accouche pour la première fois, à terme, d'une fille vivante, après un travail de trente heures, fort pénible, et pendant lequel de l'ergot de seigle fut administré. Au dire de la sage-femme, ce premier enfant se présentait par la face.

De nouveau enceinte vers la fin de l'année 1872, Mme X... commence à souffrir le 6 septembre 1873, dans la soirée. Ces douleurs persistent avec une intensité médiocre pendant les journées des 7 et 8 septembre. Appelé le lendemain matin, vers les dix heures, près de la parturiente, par M. le docteur Dunoyer, son médecin, je trouve une femme petite, brune, d'apparence frêle. Sur les membres abdominaux, on voit les déformations caractéristiques du rachitisme. La mensuration du bassin donne au diamètre sacro-pubien 0^m085 d'étendue (après déduction). Le crâne est maintenu fort élevé par le détroit abdominal ; la fontanelle antérieure occupe à peu près le centre de cette ouverture ; le front répond au pubis gauche. L'enfant vit.

A ce moment (10 heures du matin) les douleurs sont fortes, rapprochées, expulsives, la dilatation complète, les membranes intactes.

A 2 heures de l'après-midi, même état : M. le docteur Dunoyer rompt les membranes.

A dix heures du soir, la tête ne s'engageant pas, j'applique le forceps ; mais, malgré de puissants efforts d'extraction, réitérés pendant une demi-heure, le crâne reste immobile. Désespérant d'amener l'enfant entier, je pratique la crâniotomie, et j'applique le céphalotribe fenêtré. La tête est saisie du premier coup et facilement extraite. Elle est prise de la manière suivante : la cuiller gauche (branche à pivot) couvre le pariétal droit de l'enfant, la portion écailleuse du temporal et s'incruste dans le cou par sa pointe, tandis que la branche droite comprime la bosse frontale et la joue gauche dans toute son étendue. Le bord concave des cuillers regarde la face qui s'est dégagée en avant sous les pubis. L'enfant (garçon), d'un volume plus que moyen, n'a pu être pesé. Délivrance naturelle au bout d'une demi-heure.

Des tranchées douloureuses, accompagnées d'un certain degré de ballonnement du ventre et de fréquence du pouls, qui m'avaient un instant inquiété, disparaissent complétement après l'expulsion des caillots sanguins volumineux que renfermait la matrice. A partir du troisième jour, les couches n'ont cessé d'être naturelles, et deux semaines après l'accouchement, Mme X..., déjà forte, commençait à se lever.

Obs. IV. — Madeleine L..., trente-quatre ans, primipare, est amenée à la Clinique en douleurs d'accouchement, le 25 septembre 1873, à dix heures du matin. Elle souffrait depuis trente-six heures, et les personnes qui l'assistaient, frappées des lenteurs du travail et soupçonnant un obstacle mécanique, nous l'adressaient pour parer aux difficultés qui pouvaient se produire. Cette femme, d'une taille ordinaire, d'une constitution forte et régulièrement conformée en apparence, a marché de bonne heure. A son arrivée, la dilatation du col est peu prononcée et la tête de l'enfant fort élevée, ce qui me fait soupçonner un peu d'étroitesse du bassin ; pourtant l'indicateur n'atteint ni le promontoire ni la partie supérieure du sacrum.

Le lendemain, 26 septembre, à une heure de l'après-midi, après un travail de soixante-trois heures, compliqué d'une attaque d'éclampsie, la dilatation du col étant complète, je fais une application de forceps au détroit supérieur. Des tractions fortes et soutenues, renouvelées plusieurs fois pendant vingt minutes, ne parviennent pas à engager le crâne dans l'excavation. La prolongation de ces efforts me paraissant dangereuse pour la mère, et bien que l'enfant vécût encore, je pratique la crâniotomie, puis la céphalotripsie et amène sans peine l'enfant au dehors. Celui-ci est un fort garçon de 3^k,430, non comprise la masse encéphalique, complétement évacuée pendant l'opération. Délivrance naturelle.

La tête, saisie cette fois moins régulièrement que dans les opérations précédentes, a été écrasée dans sa portion crânienne seulement ; la face a échappé à l'action directe de l'instrument ; pourtant celui-ci a tenu bon jusqu'à la fin et opéré facilement l'extraction.

Une double *phlegmatia dolens*, compliquée d'une escharre au sacrum, retient Madeleine L... à la Clinique jusqu'au 13 décembre 1873. A cette date elle quitte l'hôpital complétement rétablie.

Obs. V. — Marguerite G..., femme L..., âgée de trente ans, entre le 30 septembre 1873, à la Clinique d'accouchement, où on l'amène à cause de la longue durée et des difficultés du travail. Née à Paris, de parents indigents, cette femme a été élevée dans les conditions hygiéniques les plus déplorables ; aussi est-elle devenue promptement rachitique et n'a marché qu'à six ans. Elle est petite, d'apparence chétive et présente une forte incurvation des fémurs et des tibias. Le bassin, mesuré avec soin à l'aide du doigt, offre 0^m082 de diamètre sacro-pubien (après déduction).

Premier accouchement, d'une fille vivante, il y a cinq ans et demi, après une application de forceps longue et laborieuse. Nouvelle grossesse vers la fin de l'année 1872. Début du travail le 28 septembre 1873, au matin; rupture spontanée des membranes le 29, à huit heures du matin. Le 30 septembre, à quatre heures du soir, date de l'arrivée à l'hôpital, je trouve le ventre extrêmement proéminent; le col presque complétement dilaté, assez souple; le crâne en position O.I.G.A., non engagé dans le détroit abdominal; pulsations cardiaques nulles, écoulement abondant de méconium; douleurs fortes et rapprochées; altération des traits, pouls petit et fréquent, agitation extrême. Ce même jour, 30 septembre, à dix heures du soir, je pratique la céphalotripsie en présence de M. le docteur Charpentier, mon collégue, de M. Chantreuil, ancien chef de clinique de la Faculté, et de plusieurs élèves. Après avoir évacué la plus grande quantité possible de substance cérébrale, la tête est saisie facilement avec le céphalotribe fenêtré, écrasée du premier coup, puis extraite sans efforts. Elle est saisie dans le sens de sa longueur, et à peu près régulièrement par ses côtés. Garçon volumineux, du poids de $3^k,500$ (sans cerveau). Le volume considérable des épaules rend l'extraction du thorax assez difficile et exige le dégagement préalable des deux bras. Délivrance naturelle. Suites de couches absolument simples; l'opérée quitte l'hôpital le 8 octobre suivant. Je l'ai revue depuis, parfaitement rétablie.

La lecture des observations précédentes convaincra, je pense, les accoucheurs, de la supériorité du céphalotribe fenêtré sur le céphalotribe commun, au double point de vue de la facilité de la préhension de la tête et de la solidité avec laquelle cette tête, une fois broyée, reste saisie par l'instrument. Ces qualités, il les doit à la largeur et à la forme de ses cuillers qui, concaves sur les faces comme le sont celles du forceps, peuvent entourer la tête et l'embrasser étroitement, de manière à ne pas la laisser échapper. Je soutiens que, quelles que soient l'habileté du chirurgien et son habitude des opérations obstétricales, il ne lui sera pas donné de réussir huit fois de suite, avec le céphalotribe ancien, à saisir une tête du premier coup, à la broyer complétement, et enfin à l'extraire, sans que, pendant les tractions, elle n'échappe, au moins en partie, à l'étreinte de l'instrument. Si l'on obtient parfois d'emblée un succès aussi complet, combien plus souvent le chirurgien se voit contraint de multiplier ses manœuvres, parce que, dans le rapprochement de cuillers droites, qui ne peuvent, en raison de leur forme, envelopper le crâne, celui-ci fuit en avant, en arrière ou en haut ; ou bien parce que la tête n'a été écrasée que partiellement et conserve trop de volume pour franchir le passage rétréci du bassin ; ou bien enfin parce que, pendant les tractions, les mors du céphalotribe glissent sur les côtés du crâne et sortent sans rien amener. Que les accoucheurs qui ont de fréquentes occasions d'opérer veuillent bien faire appel à leurs souvenirs, et ils conviendront que, dans la moitié des cas au moins, la céphalotripsie est une opération pleine de difficultés, de lenteurs et d'ennuis pour l'accoucheur, de fatigues et de dangers pour la femme. Ces difficultés, ces lenteurs ne sont plus à craindre aujourd'hui, je l'affirme ; et quant aux dangers que court la femme, si le céphalotribe fenêtré n'a pas le privilége de les écarter complétement, je suis persuadé qu'il les atténue du moins dans une très-large mesure, et que la mortalité des opérées sera considérablement réduite par l'emploi de cet instrument.

Je ne terminerai pas cette courte notice sans répondre à deux observations critiques dont le céphalotribe fenêtré a été l'objet. La première est que jusqu'ici je n'en ai fait usage que dans des rétrécissements modérés ($0^m 08$ à $0^m 09$), et que son épaisseur minimum ($0^m 056$) le rend incapable de servir dans les rétrécissements extrêmes du bassin. La seconde est que, dans des ouvrages publiés à l'étranger, on trouve des figures de céphalotribes fenêtrés comme le mien, et qu'en conséquence mon instrument n'est pas nouveau. La réponse à ces critiques me paraît facile.

Et d'abord, relativement à la première, je répète que mon but, en faisant construire un céphalotribe différent par sa forme du céphalotribe ordinaire a été uniquement d'obtenir un instrument pouvant mieux que ce dernier saisir et écraser très-sûrement la tête fœtale, pour l'extraire ensuite avec le moins de difficulté et de dangers possible, *dans les rétrécissements moyens du bassin*, c'est-à-dire dans les faits ordinaires de la pratique.

Dans les bassins de cette catégorie, mon céphalotribe a fait suffisamment ses preuves d'efficacité; j'espère qu'on voudra bien le reconnaître. Je ne me suis donc nullement proposé d'arriver à produire un écrasement considérable du crâne et à faire passer celui-ci à travers un cercle osseux très-étroit, par la raison qu'une telle opération me paraît des plus dangereuses et qu'avec M. le professeur Pajot, je crois préférable, dans ces conditions d'étroitesse du bassin, de renoncer à opérer soi-même, par des tractions, la sortie de l'enfant. En résumé, le céphalotribe fenêtré a été fait pour les rétrécissements modérés du bassin et ne s'adresse qu'à eux. Il se présente comme un auxiliaire utile du céphalotribe ordinaire, sans prétendre le supprimer complétement. Je crois, du reste, que les cas uniquement justiciables de ce dernier seront désormais exceptionnels, comme le sont d'ailleurs les bassins assez étroits pour offrir moins de 0^{m}06 dans leur diamètre le plus réduit.

Reste la remarque relative au défaut d'originalité du céphalotribe fenêtré et à sa ressemblance avec certains céphalotribes étrangers. Cette ressemblance, il me semble impossible d'en bien juger quand on n'a sous les yeux que des figures dépourvues de toute indication de mesures et qui ne peuvent en conséquence donner une idée exacte de ce qu'elles représentent. Si l'on veut bien se reporter aux instruments eux-mêmes et non pas seulement à leur reproduction graphique, on n'aura pas de peine, je crois, à saisir les différences qui les distinguent de mon céphalotribe. Il me paraîtrait par trop extraordinaire que, dirigés par nos seules inspirations, n'ayant été guidés par aucun dessin, nous fussions arrivés du premier coup, M. Collin et moi, à construire un appareil semblable à ceux qui existent déjà à l'étranger. J'ajoute que si pourtant, par un hasard assez étrange, on en conviendra, je n'avais fait que rééditer ce qui se voit ailleurs, je me contenterais volontiers du mérite d'avoir introduit dans la pratique française un instrument utile et complétement inusité, sinon inconnu, chez nous.

Paris. — Typ. Georges Chamerot, rue des Saints-Pères, 19.